BEI GRIN MACHT SICH IHR WISSEN BEZAHLT

AF166936

- Wir veröffentlichen Ihre Hausarbeit,
  Bachelor- und Masterarbeit

- Ihr eigenes eBook und Buch -
  weltweit in allen wichtigen Shops

- Verdienen Sie an jedem Verkauf

Jetzt bei www.GRIN.com hochladen
und kostenlos publizieren

GRIN

Bibliografische Information der Deutschen Nationalbibliothek:

Die Deutsche Bibliothek verzeichnet diese Publikation in der Deutschen National-bibliografie; detaillierte bibliografische Daten sind im Internet über http://dnb.d-nb.de/ abrufbar.

Impressum:

Copyright © 2020 GRIN Verlag
Druck und Bindung: Books on Demand GmbH, Norderstedt Germany
ISBN: 9783346222107

Dieses Buch bei GRIN:

https://www.grin.com/document/903868

Cheyenne Scharhag

Diagnosestellung und Therapie bei Patienten mit metabolischem Syndrom

Vorgehen eines Ernährungsberaters

GRIN Verlag

GRIN - Your knowledge has value

Der GRIN Verlag publiziert seit 1998 wissenschaftliche Arbeiten von Studenten, Hochschullehrern und anderen Akademikern als eBook und gedrucktes Buch. Die Verlagswebsite www.grin.com ist die ideale Plattform zur Veröffentlichung von Hausarbeiten, Abschlussarbeiten, wissenschaftlichen Aufsätzen, Dissertationen und Fachbüchern.

Besuchen Sie uns im Internet:

http://www.grin.com/

http://www.facebook.com/grincom

http://www.twitter.com/grin_com

IUBH – Internationale Hochschule Bad Honnef

Angewandte Ernährungslehre

Hausarbeit zum Thema:

Fallstudie: Metabolisches Syndrom –
Diagnosestellung und Ernährungstherapie

Vorgelegt von:	Cheyenne Scharhag
Studiengang:	Ernährungswissenschaften
Fachsemester:	4
Abgabe: 15.04.2020	

II. Abkürzungsverzeichnis

BMI..Body Mass Index

Bzw..Beziehungsweise

cm...Zentimeter

DAG...Deutsche Adipositas Gesellschaft

DGE..Deutsche Gesellschaft für Ernährung

DGK...Deutsche Gesellschaft für Kardiologie

Dl..Deziliter

ESC...European Society of Cardiology

ESH...European Society of Hypertension

g...Gramm

HDL ....High Density Lipoprotein

IDF...International Diabetes Federation

J...Jahre

Kcal...Kilokalorie

Kg...Kilogramm

l...Liter

LDL..Low Density Lipoprotein

m...Meter

mg...Milligramm

mmHg...Millimeter Quecksilbersäule

mmol..Millimol

PAL ....Physical Activity Level

SD...Schilddrüse

TSH..Thyreoidea-stimulierendes Hormon

z.B..zum Beispiel

III. Abbildungsverzeichnis

1. Einleitung

Mit der Industrialisierung kehrt der Mensch nicht nur der körperlichen Anstrengung aus seinem Alltag den Rücken zu, sondern erlebt auch einen extremen Wandel des Nahrungsangebotes. Im Zuge des wirtschaftlichen Wachstums steigt gleichzeitig der Konsum verarbeiteter Lebensmittel. Die Ernährungsgewohnheiten verändern sich von kulturell erwirtschafteten zu industriell verarbeiteten Produkten, die meist einen hohen Zucker- und Fettgehalt aufweisen.

Fortan ist auch eine drastische Zunahme kardiovaskulärer Risikofaktoren zu beobachten, was vor allem auf den veränderten Lebensstil zurückzuführen ist. (Anderson et. al 1980, S. 563) In diesem Zusammenhang wurde 1981 der Begriff Metabolisches Syndrom eingeführt. (Hahn 2009, S. 230) Diese Wohlstandskrankheit stellt ein Cluster unterschiedlicher metabolischer Erkrankungen dar, die eng miteinander verknüpft sind und mit einem erhöhten kardiovaskulären Morbiditäts- und Mortalitätsrisiko einhergehen. (Ceriello, Hanefeld, Schaper 2007, S.117) Dies betont die Dringlichkeit einer Behandlung, bei der die Ernährungstherapie eine bedeutende Rolle spielt. Durch individuell abgestimmte Ernährungskonzepte kann der Gesundheitszustand verbessert, und den Symptomen des metabolischen Syndroms entgegengewirkt werden.

Das Ziel dieser Arbeit ist es, das allgemeine Vorgehen eines Ernährungsberaters anhand eines Patienten mit metabolischem Syndrom beispielhaft zu erläutern. Dabei wird erläutert, wie gegebene Informationen genutzt werden, um eine möglichst genaue Einordnung des Gesundheitszustandes zu gewährleisten und dadurch einen, auf den Patienten abgestimmten Ernährungsplan gestalten zu können.

Zu Beginn wird das metabolische Syndrom genauer definiert, um anschließend den Vorgang der Diagnosestellung schrittweise zu erläutern. Dabei wird auch illustriert welche Parameter ergänzend nötig wären, um eine umfangreiche Beurteilung des Gesundheitszustandes gewährleisten zu können. Darauffolgend wird erläutert, welche Faktoren bei der Zielsetzung der Ernährungstherapie allgemein zu beachten sind und aus welchem Grund die Gewichtsreduktion dabei im Mittelpunkt steht. Anschließend wird anhand evidenzbasierter Ernährungsempfehlungen und Leitlinien, eine auf den Klienten abgestimmte Ernährungstherapie entwickelt und ein eintägiger Ernährungsplan erstellt. Zuletzt stellt die Schilderung der gewählten Lebensmittel eine Zusammenfassung aller Faktoren dar, die im Hinblick auf die Ernährungstherapie des Klienten zu beachten sind.

2. Das Metabolische Syndrom

Das metabolische Syndrom repräsentiert ein Cluster, bestehend aus unterschiedlichen Stoffwechselkrankheiten und Hypertonie, die eng miteinander verknüpft sind und mit einem erhöhten Risiko für kardiovaskuläre Erkrankungen und Typ-2-Diabetes einhergehen. (Ceriello, Hanefeld, Schaper 2007, S.117) Es existieren viele verschiedene Definitionen. Eine davon wurde 2005 nach Kriterien der IDF entwickelt, bei der mindestens 3 der folgenden 5 Risikofaktoren vorliegen müssen: (Hauner, Wirth 2013, S. 179)

1. Abdominale Adipositas (Taillenumfang Männer > 94 cm, Frauen > 80 cm)
2. Triglyceride (> 150 mg/dl / 1,7 mmol/l)
3. HDL-Cholesterin (Männer < 40 mg/dl / Frauen < 50 mg/dl)
4. Blutdruck (systolisch > 130 mmHg, diastolisch > 85 mmHg)
5. Nüchternblutglukose (> 100 mg/dl)

Neben diesen Komponenten gibt es weitere Erkrankungen, die mit dem Metabolischen Syndrom in Verbindung stehen, wie zum Beispiel Hyperurikämie, Mikroalbuminurie, oder Störungen der Hämostase. (DAG 2015, S.19) Um schwerwiegende gesundheitliche Folgen zu vermeiden, müssen Patienten mit metabolischem Syndrom gezielt behandelt werden. (Hahn, Ströhle, Wolters 2016, S. 755) Die Voraussetzung dafür ist eine ausführliche Diagnosestellung anhand verschiedener Parameter, die daraufhin eine integrative Behandlung der verschiedenen Komponenten möglich macht.

3. Diagnosestellung anhand gegebener Parameter

Zur Beurteilung des Gesundheitszustandes liegen folgende Informationen des Klienten bereits vor:

Anamnese	• Männlich, 48 J, Raucher (20 Zigaretten/Tag);
	• kaum Bewegung im Alltag, arbeitet sitzend (8-10 Std/Tag), kein Sport, keine Gartenarbeit
	• Trinkt abends meist 3 Bier
	• Fühlt sich oft matt, müde und gestresst
	• Geschwollene Beine unter den Knien
Familienanamnese	• Vater: Typ II Diabetiker
	• Mutter: früher Tod durch Herzinfarkt; Bruder: Hypertonie
Anthropometrie	• Größe: 1,72 m, Gewicht: 103 kg, erhöhter Taillenumfang
	• Blutdruck: 140/95 mmHg
Labordiagnostik	• Triglyceride: 2,0 mmol/l

Tabelle 1: Gegebene Informationen

Körperliche Untersuchungen werden nach Möglichkeit üblicherweise auch von Ernährungsberatern durchgeführt. Da der Blutdruck und der Taillenumfang beim Erstbesuch bestimmt werden können und wesentlich zur Diagnostik beitragen, werden folgende Parameter angenommen:

- Zweite Blutdruckmessung: 140/95 mmHg
- Taillenumfang: 110 cm

Die unten aufgeführte Tabelle beinhaltet laborchemische Parameter, die beim nächsten Arztbesuch bestimmt werden müssen, um den Gesundheitszustand des Klienten besser beurteilen zu können. Außerdem werden die potenziellen Begleiterkrankungen des metabolischen Syndroms aufgelistet, die lediglich anhand der Parameter zu erfassen sind.

Blutbild, Elektrolyte, Kreatinin, Transaminasen	Allgemeiner Gesundheitszustand (Vitamin-mangel etc.), Störungen der Hämostase, Hyperurikämie/Gicht
Lipidstatus (LDL, HDL, Gesamtcholesterin)	Dyslipidämien
Blutzucker, HbA1c	Störungen des Kohlenhydratstoffwechsels
TSH	Erkrankungen der SD (z.B. Hypothyreose)

Tabelle 2: Zusätzlich benötigte Laborwerte

Ein bedeutender Faktor für die Diagnosestellung des metabolischen Syndroms ist die abdominale Adipositas. (Ceriello, Hanefeld, Schaper 2007, S. 117) Adipositas kann allgemein als eine über-durchschnittliche Vermehrung des Körperfettes definiert werden, die mit einem erhöhten Risiko für Folgeerkrankungen einhergeht. Als Grundlage der anthropometrischen Klassifizierung des Körper-gewichts gilt der BMI, der sich als Quotient aus Körpergewicht, in kg und der Körpergröße in m im Quadrat ergibt. (Hauner, Wirth 2013, S.2)

$$BMI = Körpergewicht (kg)/ Körpergröße (m^2)$$

Der Patient wiegt 103 kg, ist 1,72 m groß und hat damit einen BMI von etwa 34,82 kg/m². Ab einem Wert von 30 kg/m² bis 34,9 kg/m² wird eine Adipositas ersten Grades diagnostiziert.

In Hinblick auf das metabolische Syndrom und die allgemeine Risikoeinschätzung der Adipositas, spielt die Art der Körperfettverteilung eine bedeutende Rolle. (Elmadfa, Leitzmann 2019, S. 633) Diesbezüglich kann anhand des Taillenumfangs zwischen einer gluteoformalen und einer abdomi-nalen Fettverteilung unterschieden werden. Letztere wird ab einem Taillenumfang von 94 cm bei Männern und 80 cm bei Frauen klassifiziert. Ab 102 cm bzw. 88 cm ist das Risiko für Folgeerkran-kungen sogar stark erhöht. (DAG 2014, S. 15 f.) Mit einem Taillenumfang von 110 cm liegt bei dem

Patienten somit eine abdominale Adipositas vor. Diese Diagnose ist nicht nur in Hinblick auf die Entstehung des Metabolischen Syndroms bedeutend, sondern hängt mit einem besonders hohen Gesundheitsrisiko zusammen. Beispielsweise ist auch die Gefahr kardiovaskulärer Begleiterkrankungen und die Entstehung eines Diabetes mellitus deutlich erhöht. (Hauner, Wirth 2013, S.3) Hypertonie ist eine weitere Komponente des metabolischen Syndroms und ein bedeutender, unabhängiger Risikofaktor für die Entwicklung von Herz-Kreislauf-Erkrankungen. (Alber, Hölzl 2010, S.106)

Tabelle 5: Klassifikation des Blutdrucks und Definition der Hypertonie-Grade[b]		
Kategorie[a]	Systolisch (mmHg)		Diastolisch (mmHg)
Optimal	< 120	und	< 80
Normal	120–129	und/oder	80–84
Hochnormal	130–139	und/oder	85–89
Hypertonie Grad 1	140–159	und/oder	90–99
Hypertonie Grad 2	160–179	und/oder	100–109
Hypertonie Grad 3	≥ 180	und/oder	≥ 110
Isolierte systolische Hypertonie[b]	≥ 140	und	< 90

Abbildung 1: Klassifikation der Blutdruckwerte

Wie anhand der Tabelle zu erkennen ist, gilt ein systolischer Wert < 120 mmHg und ein diastolischer Wert < 80 mmHg als optimaler Blutdruck. Hypertonie Grad 1 wird ab systolischen Werten von 140-159 mmHg und/oder diastolischen Werten ab 90 bis 99 mmHg diagnostiziert, wenn diese mindestens zweimal an unterschiedlichen Tagen gemessen wurden. (Wermelt, Schunkert 2017, S. 516) Die Untersuchungsergebnisse des Klienten mit systolischen Werten von 140 mmHg und diastolischen Werten über 90 mmHg, lassen folglich auf eine Hypertonie ersten Grades schließen, womit eine weitere Komponente des metabolischen Syndroms vorliegt.

Fettstoffwechselstörungen, auch Dyslipoproteinämien genannt, gehören ebenfalls zu den Hauptrisikofaktoren kardiovaskulärer Erkrankungen. Dabei kommt es zu einer veränderten Zusammensetzung der Lipide im Blut (Sinning, Landmesser 2017, S.606) Eine Form ist die Hypertriglyceridämie, bei der die Konzentration an Triglyceriden im Blut erhöht ist. Diese Art der Dyslipoproteinämie wird ab einem Wert von 150 mg/dl (1,7 mmol/l) diagnostiziert. (Hauner, Wirth 2013, S. 202) Der Wert des Klienten liegt bei 2,0 mmol/l (177 mg/dl) wodurch eine Hypertriglyceridämie, und damit eine weitere Begleiterkrankung des metabolischen Syndroms besteht.

Das metabolische Syndrom und die abdominale Adipositas hängen typischerweise mit einer atherogenen Dyslipidämie zusammen, bei der die Triglyceridkonzentration erhöht und der HDL-Wert erniedrigt ist. Um diese Form der Dyslipidämie jedoch diagnostizieren zu können, ist zusätzlich der HDL Wert zu bestimmten. (Ceriello, Hanefeld, Schaper 2007, S.117)

Eine weitere Komorbidität des metabolischen Syndroms ist eine gestörte Glucosetoleranz oder ein Diabetes Typ 2. Aus der Anamnese des Patienten ergeben sich Informationen, die auf einen gestörten Kohlenhydratstoffwechsel hinweisen: Der Patient fühlt sich oft matt, müde und leidet an Kopfschmerzen. Dies sind beispielsweise charakteristische Frühsymptome eines Diabetes Typ 2. Die Entstehung ist überdies auch genetisch bedingt, weshalb die positive Familienanamnese einen weiteren Hinweis darstellen könnte. (Hien, Böhm, Claudi - Böhm 2013, S.2ff) Um die Vermutung bestätigen zu können, fehlen jedoch in diesem Fall ebenso die oben aufgeführten Laborwerte.

Auch in Hinblick auf die geschwollenen Beine und der Ödeme unterhalb des Knies, bedarf es weiterer laborchemischer Parameter, um die Ursache ermitteln zu können. Ödeme können beispielsweise mit einer Fehlernährung zusammenhängen, die Folge einer Schilddrüsenunterfunktion sein, oder andere Hintergründe aufweisen. (Weber 2014, S.162)

Bei dem Patienten konnte eine abdominale Adipositas, eine Hypertonie und eine Hypertriglyceridämie festgestellt werden. Der anfangs aufgeführten Definition der IDF zufolge, liegt somit das metabolische Syndrom vor. Das kardiovaskuläre Gesamtrisiko ist durch die einzelnen Komorbiditäten des Syndroms und durch weitere Faktoren wie die positive Familienanamnese, den Zigarettenkonsum und den beruflichen Stress deutlich erhöht. (DGK 2013, S.10) Zudem koaliert das metabolische Syndrom mit unterschiedlichen Krebsarten. (Riemann, Schumm-Draeger 2017, S. 284)

Weitere Komponenten können anhand der Datenlage nicht ausgeschlossen, jedoch auch nicht diagnostiziert werden. Im Großen und Ganzen ist der Gesundheitszustand des Klienten als bedenklich einzustufen. Eine Therapie ist deshalb schnellst möglich einzuleiten, um den bestehenden Symptomen entgegenzuwirken und das Risiko für Folgeerkrankungen zu minimieren.

4. Entwicklung des Ernährungskonzepts

Um ein integratives Ernährungskonzept aufzustellen, muss primär die Ursache der Stoffwechselkrankheit betrachtet werden. Eine Schlüsselrolle der Pathogenese des metabolischen Syndroms nimmt vor allem die abdominale Adipositas ein, die durch Bewegungsmangel, Überernährung und genetische Disposition bedingt ist. Das dysfunktionale Fettgewebe führt durch die Ausschüttung von Cytokinen zu einer subklinischen Inflammation. Diese Entzündungsreaktion induziert wiederum die Entwicklung unterschiedlicher Symptome des metabolischen Syndroms und führt zu kardiovaskulären Schäden. (Hanefeld, Pistrosch, 2017, S. 300ff)

Da die viszerale Adipositas der ausschlaggebende Promotor für die Entwicklung des metabolischen Syndroms und dessen Komplikationen ist, steht ein langfristiger Gewichtsverlust im Mittelpunkt der Ernährungstherapie. Eine deutliche Verbesserung aller Symptome des Metabolischen Syndroms wird bereits mit einer Gewichtsreduktion von 5-10 % erreicht. (Hauner 2017, S. 309). Im Hinblick auf den Patienten führt der Gewichtsverlust beispielsweise zur Verbesserung der Hypertonie und Hypertriglyceridämie, wodurch sich folglich der allgemeine Gesundheitszustand verbessert und das Risiko einer vorzeitigen Sterblichkeit sinkt. (DAG 2014, S. 38) Die Gewichtsreduktion sollte dabei über einen ausreichend langen Zeitraum erfolgen, um gesundheitliche Schäden zu vermeiden. Des Weiteren muss das Ziel realistisch sein und an die individuellen Ressourcen und Möglichkeiten des Patienten angepasst werden. Bei einem BMI von 25-35 kg/m^2 ist eine Gewichtsreduktion von über 5 % des Ausgangsgewichtes innerhalb von 6-12 Monaten anzustreben. (DAG 2014, S.38)

Der Klient hat einen BMI von 34,82 kg/m^2, weswegen eine Gewichtsreduktion von circa 5,2 kg in den ersten 6-12 Monaten erreicht werden soll. Das Zielgewicht des Patienten liegt dementsprechend vorerst bei etwa 97,8 kg und sollte durch eine tägliche Energierestriktion von etwa 500 – 600 kcal pro Tag umgesetzt werden. (DAG 2014, S. 46) Durch das empfohlene Kaloriendefizit ergibt sich eine Einsparung von circa 3.500 kcal pro Woche, was einer durchschnittlichen Gewichtsabnahme von 0,5 kg entspricht. (Hauner, Wirth 2013, S. 280) Der Klient verliert bei Einhaltung der Vorgaben somit ungefähr 2,2 kg pro Monat und erreicht das Ziel, in den ersten 6-12 Monaten über 5 % des Körpergewichtes zu verlieren. (DAG 2014, S. 47) Hierbei muss jedoch berücksichtigt werden, dass der Energieumsatz mit verlorenem Körpergewicht sinkt und die Gewichtsabnahme dadurch abflacht. Um die Gewichtsreduktion voranzutreiben und eine erneute Zunahme zu vermeiden, muss also eine dauerhafte Energierestriktion erfolgen, weshalb der Ernährungsplan kontinuierlich angepasst werden muss. (Hauner, Wirth 2013, S. 280)

Zu einer erfolgreichen Gewichtsstabilisierung gehören auch Maßnahmen der Bewegungs- und Verhaltenstherapie, die dem Patienten empfohlen werden sollten. (DAG 2014, S.42) Der Klient sollte beispielsweise den Tabakkonsum einstellen, um das kardiovaskuläre Risiko zu senken und der Hypertriglyceridämie entgegenzuwirken. (DGK 2018, S.33). Des Weiteren sollte die körperliche Aktivität im Alltag gesteigert werden, um die Gewichtsabnahme zu unterstützen und das neue Körpergewicht zu stabilisieren. Außerdem ergeben sich dadurch weitere gesundheitliche Vorteile und eine allgemein verbesserte Lebensqualität. (DAG 2014, S. 53)

5. Erstellung des Ernährungsplans

Als Grundlage für die Entwicklung des Ernährungsplans, wird zu Beginn der Energieumsatz des Patienten berechnet. Dieser setzt sich aus dem Grundumsatz und dem PAL (Physical Activity Level) zusammen. (Biesalski et al. 2017, S. 38f)

Der Grundumsatz kann bis zu einem BMI von 35 kg/m^2 mit der Benedict-Harris Formel berechnet werden. Da mit steigendem Gewicht vor allem die Körperfettmasse zunimmt, die metabolisch wenig aktiv ist, wird die Formel ab einer Adipositas zweiten Grades entsprechend angepasst. (Weberhofer

2006, S. 79) Im Falle des Klienten mit einem BMI von 34,8 kg/m² kann die Formel unverändert angewendet werden. Essenzielle Informationen für die Berechnung sind Gewicht, Größe und Alter:

m: 66,473 + 13,7516 × Gewicht (kg) + 5,0033 × Größe (cm) - 6,755 × Alter (Jahre)

Mit dieser Formel ergibt sich für den Patienten ein Grundumsatz von etwa 2.020 kcal. Dieser wird nun noch mit dem PAL multipliziert, der den täglichen Mehrverbrauch durch Aktivitäten im Alltag berücksichtigt. (Biesalski et al. 2017, S. 38f)

– B. PAL

Arbeitsschwere und Freizeitverhalten	PAL	Beispiele
ausschließlich sitzende oder liegende Lebensweise	1,2	alte, gebrechliche Menschen
ausschließlich sitzende Tätigkeit mit wenig oder keiner anstrengenden Freizeitaktivitäten	1,4 – 1,5	Büroangestelllte, Feinmechaniker
sitzende Tätigkeit, zeitweilig auch zusätzlicher Energieaufwand für gehende und stehende Tätigkeiten	1,6 – 1,7	Laboranten, Kraftfahrer, Studierende, Fließbandarbeiter
überwiegend gehende oder stehende Arbeit	1,8 – 1,9	Hausfrauen, Verkäufer, Kellner, Mechaniker, Handwerker
körperlich anstrengende berufliche Tätigkeit	2,0 – 2,4	Bauarbeiter, Landwirte, Bergarbeiter, Leistungssportler

Abbildung 2: Übersicht der PAL-Werte

Die Tabelle bietet eine Übersicht über die Bestimmung der PAL-Werte. Der Patient arbeitet 8 – 10 Stunden täglich am Schreibtisch, betreibt keinen Sport und erledigt keine Gartenarbeiten. Dies lässt darauf schließen, dass er die meiste Zeit sitzend verbringt und sich auch in seiner Freizeit wenig bewegt. Multipliziert wird deshalb mit einem PAL von 1,4, anhand dessen sich anschließend ein Energieumsatz von rund 2.830 kcal ergibt.

Unter Berücksichtigung des empfohlenen Energiedefizits von 500-600 kcal sollte der Klient demzufolge etwa 2.280 kcal zu sich nehmen.

Die DGE empfiehlt bei einem Alter von 25 bis 51 Jahren eine Fettzufuhr von etwa 30 % am Energiebedarf. (DGE 2015) Der Patient darf demzufolge maximal 684 kcal in Form von Fett zu sich nehmen. Das sind etwa 74 g pro Tag. (9,3 kcal = 1 g Fett). Im Hinblick auf die Hypertriglyceridämie trägt eine fettmodifizierte Kost zur Normalisierung des Lipidparameters bei. Gesättigte Fettsäuren sollten dabei weniger als 10 % ausmachen, zugunsten der einfach ungesättigten Fettsäuren mit ≥ 13 % und der mehrfach ungesättigten mit ungefähr 7 %. Des Weiteren sollten maximal 300 mg Cholesterin pro Tag aufgenommen werden. (Elmadfa, Leitzmann 2019, S. 654) Es ist außerdem darauf zu achten, dass der Anteil an Transfettsäuren maximal 1 % beträgt. (DGK 2016, S.32) Langkettige Omega-

3-Fettsäuren tragen besonders zu einer Senkung des Triglyceridspiegels bei und sollten deshalb in hohem Maße in den Speiseplan integriert werden. (Hahn 2009, S.238)

Die DGK appelliert dazu, den Anteil an Kohlenhydraten auf 35 – 40 % des täglichen Energiebedarfs zu beschränken, um so den Triglyceridspiegel zu senken. (DGK 2016, S.29) Der Klient sollte daraus folgend maximal 912 kcal in Form von Kohlenhydraten zu sich nehmen. Dies entspricht umgerechnet etwa 222 g Kohlenhydraten pro Tag. (4,1 kcal = 1 g KH) Hierbei sollten vor allem Mono- und Disaccharide zugunsten komplexer Kohlenhydrate vermieden werden. Des Weiteren sollte die Ballaststoffzufuhr bei Patienten mit metabolischem Syndrom mindestens 30 g pro Tag betragen. (Hauner 2017, S. 308)

Die DAG rät zu einer fettreduzierten, einer kohlenhydratreduzierten, oder einer kombinierten Ernährungsform, um das Energiedefizit zu erreichen. Da der Klient unter Hypertriglyceridämie leidet, bietet sich eine kohlenhydratreduzierte Kost eher an. (DAG 2014, S.47; DGK 2016, S.29) Ein Defizit der Proteinzufuhr wird dagegen nicht empfohlen, da die Muskelmasse trotz Gewichtsverlust möglichst erhalten bleiben soll. (DAG 2014, S. 48) Bei intakter Nierenfunktion kann die Proteinzufuhr während der Therapie sogar erhöht werden. (Hauner, Wirth 2013, S. 287) Da der Anteil an Fett maximal 30 % und der an Kohlenhydraten maximal 40 % betragen soll, können die verbleibenden 30 % des Energiebedarfs in Form von Proteinen aufgenommen werden. Infolgedessen darf der Klient circa 684 kcal, also 167 g Proteine am Tag zu sich nehmen.

Der folgende Plan berücksichtigt alle Empfehlungen und veranschaulicht, eine auf den Patienten abgestimmte Ernährungsform:

Frühstück	3 Scheiben Vollkornbrot mit 50 Gramm körnigem Frischkäse und einer halben Avocado, eine Grapefruit, Tee oder Kaffee mit fettarmer Milch
Mittagessen	2 Schüsseln Kürbis-Karotten-Kokos-Ingwer Suppe, Beilagen – Salat mit Tomaten, 50 g gerösteten Kürbiskernen, einem Ei, Olivenöl, Essig und Kräutern Als Nachtisch Magerquark (150 g) mit 200 g frischen Beeren (z.B. Himbeeren oder Johannisbeeren)
Abendessen	200 g Lachs (in Oliven- oder Rapsöl angebraten), dazu 200 g Spinat und 100 g Sojabohnen

(Aign, Elmadfa, Fritzsche 2008, S. 8ff; Aign et. Al. 2016/17, S.10ff)

Der Ernährungsplan berücksichtigt die oben bereits zusammengefassten Empfehlungen in Bezug auf den Energiebedarf und die Verteilung der Makronährstoffe.

Wie in den Leitlinien der ESC und ESH in Hinblick auf die Hypertonie empfohlen, enthält der Ernährungsplan viel Gemüse, frisches Obst, Fisch, Nüsse und fermentierte Milchprodukte mit geringem Fettgehalt. Des Weiteren wird dazu geraten, den Konsum von rotem Fleisch zu reduzieren und die

Kochsalzzufuhr auf höchstens 5 g pro Tag zu minimieren, um den Blutdruck zu senken. (DGK/DHL 2018, S.81) Der Klient muss zusätzlich darauf hingewiesen werden, die Speisen unter Berücksichtigung der maximalen Salzzufuhr zu würzen.

Um die Triglyceridwerte zu verbessern, ist vor allem die Zusammensetzung der Nährstoffe von Bedeutung. Beispielsweise ist die Wahl pflanzlicher Fette wie Oliven-, oder Rapsöl aufgrund des hohen Anteils an ungesättigten Fettsäuren gegenüber tierischen Fetten zu bevorzugen. (Hauner 2017, S.309) Anlässlich der Tatsache, dass vor allem ein hoher Gehalt an Omega-3-Fettsäuren zur Regulierung des Triglyceridspiegels beiträgt, sollten 1-2 Mal pro Woche fettreiche Fische verzehrt werden. Optimal wären beispielsweise Sorten wie Makrele, Lachs, oder Hering. (DGK 2016, S.29; Hauner 2017, S.309) Auch Nüsse gelten als wertvolle Lieferanten von omega-3-Fettsäuren, weshalb sie ebenso auf dem Speiseplan zu finden sind. (Aign et. Al. 2016/17, S.110) Zusätzlich wird eine Supplementierung der Fettsäure empfohlen. (DGK 2016, S.29) Um die Zufuhr an Transfetten und gesättigten Fettsäuren im empfohlenen Rahmen zu halten, sind Lebensmittel wie fette Wurst- und Fleischwaren, Fastfood, sowie Fertigprodukte zu vermeiden.

Im Hinblick auf die Zusammensetzung der Kohlenhydrate, sollte auf sämtliche Süßigkeiten und Softgetränke verzichtet werden, um so die Aufnahme von Mono- und Disacchariden möglichst gering zu halten. (DGK 2016, S.28f) Stattdessen besteht beispielsweise die Möglichkeit, auf Obst als Ersatz zurückzugreifen. Patienten mit metabolischem Syndrom wird allgemein eine hohe Ballaststoffzufuhr von mindestens 30 g pro Tag empfohlen, die durch den regelmäßigen Verzehr von Vollkornprodukten, Gemüse und Obst gewährleistet wird. (Hauner 2017, S.308) Sojabohnen, Vollkornbrot und Beeren weisen beispielsweise einen hohen Ballaststoffgehalt auf und sind deshalb auf dem Speiseplan wiederzufinden. (Aign et. Al. 2016/17, S.28ff)

Der Proteinbedarf sollte in erster Linie durch Fisch und pflanzliche Eiweiße gedeckt werden. (Hauner 2017, S. 308) Beispielsweise besitzen vegetarische Lebensmittel wie Sojabohnen, Erbsen, oder Linsen einen hohen Eiweißgehalt. (Aign et. Al. 2016/2017, S.28)

Der Klient sollte aufgrund der Hypertriglyceridämie keinen Alkohol konsumieren, infolgedessen die gewohnten Bier am Abend von dem Speiseplan gestrichen werden. (DGK 2016, S.32) Von alkoholischen Getränke ist außerdem generell abzuraten, da sie einen hohen Energiegehalt aufweisen und trotzdem sehr nährstoffarm sind. (Elmadfa, Leitzmann 2019, S.243)

6. Fazit

Das metabolische Syndrom geht mit hohen gesundheitlichen Risiken einher, die durch ein integratives Therapiekonzept eingeschränkt werden können. Das Ziel ist es deshalb, die Vorgehensweise eines Ernährungsberaters anhand eines beispielhaften Falles schrittweise zu erläutern und somit einen Überblick über Methoden und Möglichkeiten der Ernährungstherapie zu schaffen. Zuerst wurde in einzelnen Etappen dargestellt, wie bei einer Diagnosestellung des metabolischen Syndroms vorgegangen wird. Dabei wurde deutlich, dass zusätzliche Parameter nötig sind, um den Gesundheitszustand umfassend bewerten zu können. Anschließend wurde erklärt, weshalb die abdominale Adipositas der ausschlaggebende Faktor für die Entstehung des metabolischen Syndroms ist und deshalb der Gewichtsverlust im Vordergrund der Therapie steht. Anhand dieser Information und mithilfe aktueller Leitlinien wurde dann auf die Zielsetzung der Ernährungstherapie eingegangen. In Anbetracht der Ziele wurde anschließend, eine auf den Klienten angepasste Verteilung der Makronährstoffe gewählt und die Vorgehensweise dabei genau beschrieben. Der daraufhin erstellte Ernährungsplan umfasst alle, für den Klienten geltenden Empfehlungen, die abschließend erläutert wurden.

In dieser Arbeit ging es vor allem auch um den Prozess der Lösungsfindung und darum, diesen zu erläutern. Oft gibt es keine eindeutige Empfehlung, oder Erklärung, weshalb unterschiedliche Möglichkeiten miteinander verglichen werden mussten, um schließlich die bestmögliche Entscheidung zu treffen.

Im Hinblick auf den Umfang der Arbeit, konnte lediglich ein Überblick der wichtigsten Schritte illustriert werden. Genau genommen sollte der Ernährungsplan außerdem nur nach einer ausführlichen Untersuchung erfolgen, um diesen optimal an den Gesundheitszustand anzupassen.

IV. Literaturverzeichnis

Aign, W., Elmadfa, I., Fritzsche, D. (2008): Nährwerte. 9. Auflage, Gräfe und Unzer Verlag, o. O.

Aign, W., et. Al. (2016/17): Die große GU Nährwert Kalorien Tabelle. (URL: http://miet-buch.de/oxid/out/media/elmadfa_Die-grosse-Naehrwert-Kalorien-Tabelle.pdf, zuletzt besucht: 15.04.2020)

Alber, H., Hölzl, C. (2010): Kardiologie. Ernährung bei Herzkreislauferkrankungen. In: Ledochowski M.: Klinische Ernährungsmedizin. Auflage 2010, Springer-Verlag, Wien, S.103-124.

Biesalski, H. K. et al. (2017): Taschenatlas der Ernährung. 7. Auflage, Thieme Verlag, Stuttgart.

DAG- Deutsche Adipositas Gesellschaft e. V. et. al. (2014): Interdisziplinäre Leitlinie der Qualität S3 zur "Prävention und Therapie der Adipositas", Version 2.0 (URL: https://www.adipositas-gesell-schaft.de/fileadmin/PDF/Leitlinien/S3_Adipositas_Praevention_Therapie_2014.pdf, zuletzt besucht: 15.04.2020)

DGK/DHL - Deutsche Gesellschaft für Kardiologie – Herz- und Kreislaufforschung/ Deutsche Hoch-druckliga e. V. (Hrsg.) (2018): Management der arteriellen Hypertonie. (URL: https://leitli-nien.dgk.org/files/2019_Pocket_Leitlinie_Hypertonie_Version2018.pdf, zuletzt besucht: 15.04.2020)

DGK/DHL - Deutsche Gesellschaft für Kardiologie – Herz- und Kreislaufforschung/Deutsche Hoch-druckliga e. V. DHL (Hrsg.) (2013): Leitlinien für das Management der arteriellen Hypertonie. (URL: https://www.hochdruckliga.de/tl_files/content/dhl/downloads/2014_Pocket-Leitlinien_Arterielle_Hy-pertonie.pdf, zuletzt besucht: 15.04.2020)

Elmadfa, I., Leitzmann, C. (2019): Ernährung des Menschen. 6. Auflage, Eugen Ulmer, Stuttgart.

Greiser, E. et. Al. (1980): Zur Problematik einer multizentrischen Interventionsstudie zur Prävention von kardiovaskulären Erkrankungen und Diabetes Mellitus. In: Anderson J. et. Al. Modelle in der Medizin. Theorie und Praxis. Springer-Verlag, Berlin/Heidelberg, S. 563- 573.

Hahn, S. (2009): Das Metabolische Syndrom. In: Ernährungsumschau. 75. Jg., Heft 4, S. 230 – 238.

Hanefeld, M., Ceriello, A., Schaper, F. (2007): Geschichte und Definition(en) des metabolischen Syndroms. In: Der Internist, 48. Jg, Ausgabe 2, S.117 – 125.

Hanefeld, M., Pistrosch, F. (2017): Metabolisches Syndrom und Insulinresistenz. In: Der Gastroente-rologe, 12. Jg., S. 300 – 304.

Hauner, H., (2017): Prävention und Therapie des metabolischen Syndroms: Ernährungsmedizini-sche Konzepte. In: Der Gastroenterologe, 12. Jg., Heft 4, S. 305 – 311.

Hauner, H., Wirth, A. (2013): Adipositas. Ätiologie, Folgekrankheiten, Diagnostik, Therapie. 4. Auf-lage, Springer-Verlag, Berlin/Heidelberg

Hien, P., Böhm, B., Claudi-Böhm, S. (2013): Diabetes – Handbuch. 7. Auflage, Springer, Berlin/ Heidelberg.

Riemann, J. F., Schumm-Draeger, P. M. (2017): Das metabolische Syndrom. In: Der Gastroentero-loge, 12. Jg., S. 284-285.

14

Sinning, D., Landmesser, U. (2017): Fettstoffwechselstörungen. In: Herz, 42. Jg., Heft 6, S. 607 – 620.

Toeller, M., et. Al (2005): Evidenz-basierte Ernährungsempfehlungen zur Behandlung und Prävention des Diabetes mellitus. In: Diabetes und Stoffwechsel, 14. Jg., S. 75 – 94.

Weber, L. T., (2014) Ödeme. In: Pädiatrische Differenzialdiagnostik. Rosenecker, J. (Hrsg.). Springer, Berlin/Heidelberg, S. 161 – 162

Wermelt, J. A., Schunkert, H. (2017): Management der arteriellen Hypertonie. In: Herz, 42. Jg., Heft 5, S.515 – 526.

Weberhofer, C. M. (2006): Energiebedarf des adipösen Patienten in der Klinik. In: Aktuelle Ernährungsmedizin, 31. Jg., Heft 2, S. 77 – 83.

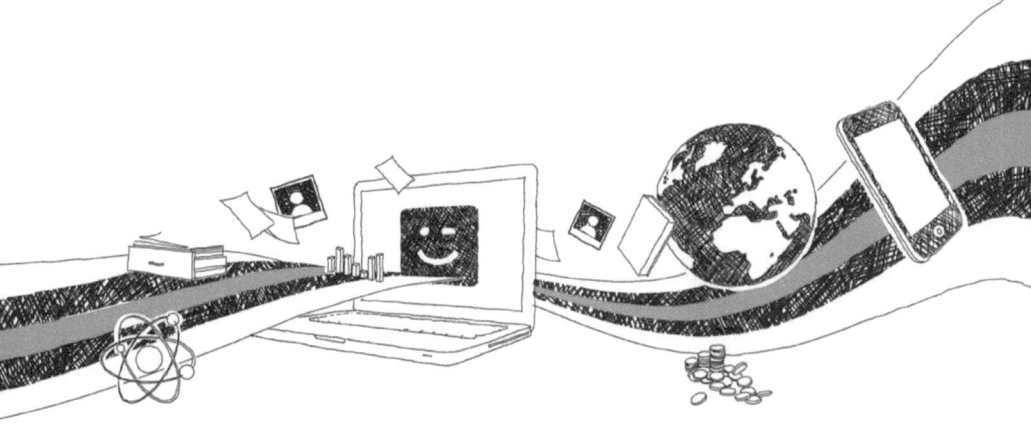
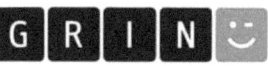